AF349735

SUICIDE PAR LA DYNAMITE

Par le Dr L. ROCHÉ, de Toucy, ex-interne des Hôpitaux
de Paris.

Le 3 mars 1883, à sept heures du soir, M. le Juge de
paix de Toucy me fit prier d'aller avec lui constater le décès
d'un homme, dont la cadavre défiguré avait été trouvé dans
un bois de la commune de Diges. Le messager qui était
venu prévenir la justice, annonçait que la tête de ce malheureux avait été brisée à coups de pioche. Nous partîmes
promptement, et à neuf heures nous étions arrivés avec la
gendarmerie sur le prétendu théâtre du crime.

Le corps est assis au pied d'un chêne, semblant avoir un
peu glissé, les jambes sont rapprochées l'une de l'autre,
les bras pendants le long du tronc. Près de la main droite
est une boîte d'allumettes ouverte, aux pieds est un ballot
enveloppé dans une toile noire et une pioche d'ouvrier
terrassier. Cette pioche n'est aucunement souillée de sang.

Dans la partie du bois qui avoisine le cadavre, on ne voit
aucun indice de lutte.

La tête est couverte d'une casquette de drap dont le
pourtour peut se rabattre sur la figure. En soulevant cette
casquette, on découvre toute l'étendue de la lésion dont
ce malheureux a été la victime. La face et la partie anté-
rieure du cou ont complètement disparu. Du crâne, il ne

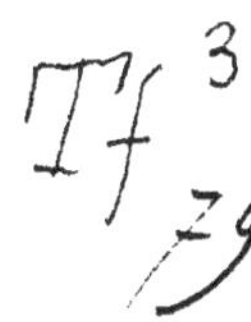

reste plus qu'une partie de l'occipital, un tiers du pariétal droit et un fragment du frontal auxquels adhère une portion du cuir chevelu, et en dedans desquels on voit encore un morceau de cerveau, gros à peine comme un œuf de poule. La partie postérieure de la peau du cou existe encore et se continue avec le reste du cuir chevelu, que nous avons décrit, jusqu'aux oreilles dont la moitié du pavillon se retrouve.

En avant, le cou ne présente plus ni muscles ni téguments à partir du sternum et des clavicules, et on aperçoit le corps des vertèbres fracturé dans plusieurs points, recouvert seulement de quelques parties fibreuses et de fragments graisseux ou musculaires légèrement desséchés par le hâle qui est fort grand depuis plusieurs jours.

La main gauche présente les lésions suivantes : le pouce, l'index, le médius, sont emportés ainsi qu'une partie des métacarpiens qui correspondent à ces doigts, il ne reste d'intacts que l'index et l'annulaire.

Au niveau de ces lésions, aussi bien à la tête qu'à la main, on ne voit pas trace de conflagration, de brûlure, pas de fragments de poudre, pas de plomb ni de balle. La sang répandu est relativement en petite quantité.

Nous avons cherché dans les poches du cadavre, nous y avons trouvé une mèche de mineur ; dans le ballot, entre autres objets, une boîte de carton contenant une matière grise pulvérulente qui a été reconnue pour de la dynamite et plusieurs paires de lunettes de presbyte.

Ajoutons encore que les cheveux étaient grisonnants, que cet homme avait un écoulement uréthral, qu'il n'avait aucun papier qui put établir son identité, un porte-monnaie absolument vide d'argent, mais une montre, du linge et des effets nombreux et en fort bon état.

Nous avons examiné ensuite toute la région située autour du cadavre, dans l'espace de 6 à 7 mètres ; dans la direction du nord-ouest, nous avons trouvé, tant sur les arbres, à des hauteurs variables, que sur le sol, des nombreux fragments d'os, de muscles, de peau et de cerveau, tous très petits et n'offrant, comme le cadavre, aucune trace de conflagration.

Quelle était la cause de cette mort ? Evidemment toute présomption de crime devait être écartée. La position du cadavre, l'absence de toute trace de lutte ne pouvait faire penser à un assassinat.

L'agent qui avait déterminé la mort devait être doué d'une puissance explosible considérable pour avoir fait sauter la tête d'une façon presque absolue, et en avoir projeté les fragments à une grande distance. Une arme à feu, fusil, pistolet, révolver, ne produit pas des désordres aussi étendus ; et on ne retrouvait pas l'arme à côté du corps. Mais, d'une part, il y avait une boîte d'allumettes ouverte auprès de cet homme ; d'autre part, nous avions recueilli sur lui une mèche et de la dynamite. Il devenait donc très vraisemblable que cet ouvrier s'était procuré une cartouche de dynamite, qu'il l'avait introduite dans sa bouche la tenant de la main gauche (cette main, nous l'avons dit, avait été en grande partie emportée par l'explosion) et qu'il y avait mis le feu de la main droite.

Bien que nous ne possédions rien qui ait pu établir l'identité du mort, néanmoins il était facile de prévoir que l'on aurait prochainement des renseignements sur son compte par les cabaretiers ou logeurs du voisinage.

En effet, on ne tarda pas à savoir que cet homme, âgé de 64 ans, après avoir travaillé à l'ocre, avait demandé de l'ouvrage au chemin de fer en construction d'Auxerre à

Gien, qu'il était souffrant, se disait malade de la vessie, et avait quitié son dernier logeur pour se rendre à l'hôpital d'Auxerre. Il parlait quelquefois d'en finir avec la vie et avait avoué posséder une cartouche de dynamite.

Ceux d'entre vous qui n'ont que des notions incomplètes sur les cartouches de ce fameux engin qui fait trop parler de lui dans le monde à l'époque où nous vivons, me permettront de leur en faire la description succincte.

La dynamite, n'est autre qu'un mélange de nitro-glycérine avec une poudre inerte, du sable ou de la sciure de bois, par exemple. A la température de plusieurs degrés au-dessus de zéro, elle est congelée; et, lorsqu'on veut s'en servir, il faut la chauffer légèrement, la conserver dans la poche par exemple, alors elle devient pâteuse et maniable. Elle n'est pas explosible si elle brûle à l'air libre. Pour provoquer l'explosion il faut un choc, et ce choc on l'obtient en mettant la dynamite en cartouches et en introduisant dans ces cartouches une capsule spéciale.

Les cartouches dont se servent les mineurs sont composées de cylindres de dynamite enfermée dans du fort papier. Leur longueur est de neuf à dix centimètres, leur diamètre de deux à trois. Lorsqu'on vent s'en servir on doit les amorcer. L'amorce est une grande capsule de cuivre, longue de deux centimètres et demi, ayant un centimètre de diamètre et renfermant dans le culot une notable proportion de fulminate. On introduit dans la capsule l'extrémité d'une mèche de mineur, qui se fait avec de la poudre à canon que l'on recouvre d'un tissu léger. On lute avec de la cire la mèche sur la capsule de façon à ne pas permettre l'introduction de l'air dans la douille de cuivre. Alors, ouvrant une des extrémités de la cartouche, on en retire assez de dynamite pour que la capsule puisse y être placée

à une certaine profondeur, puis on applique l'extrémité
ouverte de la cartouche sur la mèche et on la ficelle forte-
ment autour. L'engin ainsi disposé, il ne reste plus qu'à
mettre le feu au bout de la mèche, lorsqu'on veut détermi-
ner une explosion.

Je ne sache pas, Messieurs, qu'aucun auteur ait encore
signalé de suicide par la dynamite (1). C'est une singulière
façon de se donner la mort. Mais elle est excellente pour
quiconque veut s'ôter la vie, sans qu'on puisse découvrir
son identité. Car, je suppose qu'un suicidé de la sorte soit
trouvé dans un pays où il est étranger, sans papiers, et sans
un de ces signes particuliers qui font reconnaître un homme
quand même, il sera bien difficile de savoir quel est le
personnage quand il se sera fait sauter la tête.

On a appelé notre siècle, siècle des lumières, siècle de
la vapeur, siècle de l'électricité, on l'appellera peut-être
aussi siècle de la dynamite, pour peu que cette matière
explosible continue le cours de ses tristes exploits qui
suivent une proportion malheureusement croissante depuis
quelques années.

L. ROCHÉ.

(1) Depuis la publication de cette observation nous avons lu dans
les journaux la relation de deux suicides par la dynamite.

(Extrait du Bulletin de la Société médicale de l'Yonne.)

Auxerre. — Imprimerie Albert Gallot, rue de Paris, 47.